CONSIDÉRATIONS

MÉDICO-PHYSIOLOGIQUES

SUR LA NATURE ET LE TRAITEMENT

DE LA RAGE.

PAR J. SIMON.

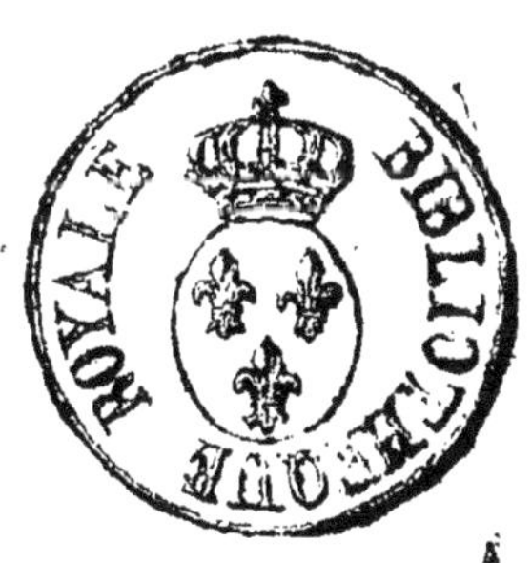

À PARIS,

DE L'IMPRIMERIE DE DIDOT LE JEUNE.

1819.

AVANT-PROPOS.

Malgré les travaux de plusieurs hommes célèbres, quelle incertitude règne encore au sujet de la maladie dont nous nous proposons ici de tracer l'histoire ! C'est au point qu'on ne connaît d'une manière précise ni son siége, ni sa nature. Son siége, on l'a cherché partout, on ne l'a établi nulle part. Sa nature, suivant les uns, c'est une affection nerveuse, essentiellement nerveuse ; suivant d'autres, c'est une affection inflammatoire. On ignore même les causes sous l'influence desquelles elle se développe. Qu'on juge, d'après cela, ce qu'on a pu faire pour son traitement.

Qu'elles étaient rétrécies les vues de ces médecins qui voulaient trouver dans la membrane interne de l'œsophage le siége d'une maladie que tant de désordre accompagne, une maladie si promptement funeste ! Au défaut du raisonnement, l'observation aurait dû facilement les détromper.

Le philosophe Démocrite, qui faisait de l'étude du cerveau l'objet de ses méditations, parce qu'il savait qu'en lui réside tout l'homme, le philosophe Démocrite regardait le cerveau et les nerfs comme le siége de la rage. Il nommait cette maladie le *feu des nerfs*; expression pleine d'énergie, et bien propre à donner une idée de la violence extraordinaire du mal. Plusieurs médecins ont avancé la même conjecture, sans établir rien de positif à cet égard : de sorte qu'on flotte, on évite de se prononcer, et cependant il importe qu'on se prononce.

Ce qui fait qu'on s'y refuse, c'est que, le plus souvent, rien n'indique le siége du mal, hors le trouble observé pendant la vie. Tout paraît naturel dans la disposition de l'organisme inanimé; l'œil ne découvre nulle part où le désordre avait sa source. On ne veut donc rien conclure, parce qu'on veut pour cela des changemens et des altérations, parce qu'on ignore qu'ils ne sont pas nécessaires, parce qu'on ne se demande pas comment les mouvemens de la machine peuvent cesser sans qu'on observe aucun dérangement dans ses ressorts.

C'est ce problème qu'il est essentiel de résoudre, et dont je crois avoir donné la solution très-simple dans cet opuscule, sans recourir à aucune vaine hypothèse, ainsi qu'on peut le voir.

J'établis de cette manière le siége et la nature de la maladie; je détermine les causes qui la produisent; ce qui me conduit directement à indiquer les moyens par lesquels on peut la combattre : dès-lors la tâche est achevée.

On demandera quels sont mes titres pour l'entreprendre, cette tâche. Mes titres sont ceux de tout homme qui fait usage de ses facultés, qui observe, et tire des conséquences de ce qu'il observe, se proposant en cela d'être utile. Je crois qu'il n'est pas nécessaire d'avoir d'autres titres. En présentant les résultats de mes observations, je ne prétends pas qu'ils soient adoptés; je demande seulement qu'on ne me condamne pas sans m'entendre.

CONSIDÉRATIONS

MÉDICO-PHYSIOLOGIQUES

SUR LA NATURE ET LE TRAITEMENT

DE LA RAGE.

> Nobis eorum conjectura verisimilior videtur, qui cum DEMOCRITO, et GAJO HEROPHILI sectatore, nervos et cerebrum principem *hydrophobiæ* sedem esse rebantur. A quorum opinione haud abfuisse præcipuos hujus ævi medicos novimus.
>
> MORGAGNI, *de sedibus et causis morborum.*

Je pense qu'il faut chercher dans le cerveau le véritable siége de l'affection désignée si improprement sous le nom de *rage* ou d'*hydrophobie*. Pour établir ce que j'avance, je tirerai mes raisons de l'examen des causes et des symptômes de la maladie; je ferai voir que les premières portent sur le cerveau, que les seconds proviennent du cerveau, et ne peuvent provenir que de lui.

C'est au cerveau que tout aboutit en fait de sensations, comme c'est de lui que tout part en fait de mouvemens, au moins dans les organes à l'action desquels la volonté préside.

N'est-ce donc pas lui qui souffre, lorsqu'à la suite d'une morsure, cause la plus ordinaire de la maladie qui nous occupe, de vives douleurs partent de l'endroit affecté, et, comme des traits de flamme, s'irradient suivant le trajet des nerfs ?

Plusieurs fois la rage a été la suite d'une affection morale, comme d'un violent accès de colère, d'une frayeur vive, etc. Où chercher alors la cause du trouble de l'économie, si ce n'est dans le cerveau ? et qu'est-ce que doit être pour le médecin qu'une affection morale, sinon une affection du cerveau ?

N'a-t-on pas vu la rage survenir dans diverses circonstances où le cerveau était évidemment affecté, à la suite d'une commotion de ce viscère, d'un épanchement de sang dans sa substance, dans un accès d'épilepsie, dans ce qu'on nomme *fièvre maligne, fièvre ataxique ?* Dira-t-on qu'on l'a observée dans des cas où d'autres organes que le cerveau étaient malades ? Je ne le nie point ; mais c'est qu'alors le cerveau était réellement malade avec eux ; c'est qu'il se ressentait de leurs souffrances, parce qu'il doit en effet s'en ressentir.

Si maintenant nous envisageons les symptômes de la maladie, qu'observe-t-on lorsque, la rage succédant à une morsure, des élancemens douloureux commencent à se faire sentir dans la partie lésée? Le malade devient triste, inquiet, irascible; le sommeil fuit loin de lui, ou, s'il goûte un instant de repos, des rêves alarmans viennent en troubler la douceur; il soupire, il éprouve des tressaillemens dans tous les muscles volontaires, souvent une céphalalgie cruelle. Je le demande, n'est-ce pas là le début d'une affection du cerveau? Tout cela n'indique-t-il pas un changement dans la manière d'être de ce viscère?

Cet excès de sensibilité que présente le malheureux en proie aux violens accès de ce qu'on nomme *la rage*, qui est tel, que le jour et tous les corps qui laissent échapper quelque lumière le fatiguent, lui sont insupportables, que le moindre bruit l'affecte douloureusement, qu'un vent léger qui caresse la surface de son corps le fait frissonner, à quoi le rapporter, sinon à un état d'excitation et d'impressionnabilité extraordinaire de l'organe auquel toutes nos sensations se terminent?

Ces secousses convulsives qui agitent d'une manière si violente tout le système musculaire, d'où peuvent-elles dépendre, sinon de l'influence exagérée du centre des mouvemens volontaires sur ce même système qu'il dirige?

Peut-on ne pas attribuer au cerveau, outre la perversion des facultés sensitives et motrices, le délire, les accès de fureur, et, ce qu'on a observé plusieurs fois dans la maladie qui nous occupe, l'activité plus grande des facultés intellectuelles?

Pourquoi ces yeux étincelans, cette rougeur de la face, ces battemens forts et précipités des artères de la tête? N'est-ce pas là l'indice d'un afflux plus considérable de sang au cerveau, déterminé par l'excitation vive dont cet organe est le siége?

N'est-ce pas le cerveau qui, en influençant tout le système nerveux, détermine la précipitation et la gêne de la respiration, les palpitations violentes du cœur, la contraction convulsive du pharynx et de l'œsophage, qui s'oppose à la déglutition; la contraction convulsive du diaphragme, qui produit les hoquets, les sanglots, les soupirs; la contraction convulsive de l'estomac, qui donne lieu aux vomissemens; l'excitation des organes sécréteurs, d'où résultent les éjections bilieuses, les salivations abondantes, mêlées aux excrétions des follicules muqueux du pharynx, de la trachée-artère et de la bouche, l'écoulement des larmes, l'émission du sperme précédée de satyriasis? car tous ces symptômes ont été observés dans des accès d'hydrophobie : tant il est vrai que rien n'est calme dans l'économie lorsque le centre du système nerveux est violemment excité.

On ne saurait préciser jusqu'où peut s'étendre l'action du cerveau, spécialement dans l'état de maladie. Il faut absolument considérer cet organe comme étant mis en opposition avec tous les autres, influencé par eux, et les influençant à son tour, destiné à percevoir leurs affections, et leur communiquant les siennes : d'où il faut conclure que c'est toujours lui qui est le moteur des grands troubles de l'économie, et que jamais dans les affections des autres parties, quelque graves qu'elles fussent, si le cerveau pouvait ne pas s'en ressentir, on n'observerait de désordre général.

Une objection s'élève contre ma théorie : on n'a, me dira-t-on, trouvé le plus souvent dans le cerveau des personnes mortes de la rage aucune trace d'altération qui indique que cet organe soit le siége de la maladie. J'en conviens; mais même chose a lieu dans un grand nombre d'affections reconnues du cerveau. Qui n'a observé maintes fois le délire, les convulsions, la paralysie même, et avoué l'impuissance de l'inspection anatomique pour en déterminer la cause? Est-ce à dire pour cela que le cerveau s'affecte autrement que les autres parties? Non; seulement l'afflux de sang qui suit son excitation y est moins appréciable que dans ces dernières; il va bien rarement jusqu'à y produire une véritable inflammation; il se borne à rendre plus apparens les capillaires qui se distribuent dans sa substance.

Après la mort, dans des circonstances où le cerveau avait été évidemment affecté, soit d'une manière primitive, soit consécutivement à l'affection d'autres parties, j'ai toujours vu sa substance plus ou moins injectée, comme on le dit, jamais dans un état réel d'inflammation. J'ai vu un grand nombre d'arachnitis, je n'ai jamais observé de céphalite: non que je prétende que le tissu cérébral ne soit susceptible de s'enflammer, des observations dignes de foi viendraient me démentir; mais certainement il s'enflamme beaucoup plus rarement que d'autres parties. « Rien de plus rare que les affections de la pulpe cérébrale;

rien de plus commun que les inflammations de l'arachnoïde qui la revêt. » Ce sont les paroles de Bichat, ce sont celles de tous les observateurs.

C'est dans le poumon, dans les membranes exhalantes, dans les organes sécréteurs, en un mot, dans les tissus vasculaires et perméables qu'il faut chercher l'inflammation. De là vient qu'on la trouve beaucoup plus souvent dans les membranes qui enveloppent le cerveau que dans cet organe lui-même.

La cause principale des affections du cerveau réside, à n'en pas douter, dans la faculté qu'il a de sentir plus vivement qu'aucune autre partie tout ce qui l'impressionne, tandis que, pour la plupart des autres organes, c'est dans la facilité avec laquelle ils s'engorgent de sang. L'influence des stimulans sur eux n'est dangereuse que par l'afflux de sang dont elle s'accompagne. Ils ne sentent pas d'une manière assez vive pour être affectés par leur seule impression; c'est, au contraire, ce qui a lieu pour le cerveau; l'atteinte seule d'une cause plus ou moins violente trouble ou anéantit ses fonctions; il n'est pas besoin qu'une inflammation se développe. Le cerveau peut mourir subitement, et l'impression mortelle avoir été transmise uniquement par la voie des nerfs. C'est ce qui arrive par l'effet d'une très-vive douleur, d'une forte commotion électrique. Mais il faut pour cela que la mort soit subite; car, si le cerveau a seulement été excité plus ou moins, alors les fluides se mettent de la partie (qu'on me passe cette expression), et le cerveau reçoit ainsi un surcroît d'excitation qui augmente de beaucoup l'intensité du mal. Toutes choses égales d'ailleurs, le cerveau est toujours plus gravement affecté chez une personne forte et pléthorique que chez une autre où une disposition opposée se remarque, en supposant même qu'il ne survienne chez la première ni inflammation, ni épanchement.

Si le cerveau, qui est si souvent affecté, est cependant si rarement enflammé, qu'en conclure? Rien autre chose sinon que, par son mode de structure, la substance cérébrale se prête peu au développement de l'inflammation. Et ne devait-il pas en être ainsi? Certes, si le plus impressionnable de nos organes eût été encore autant que d'autres disposé à s'enflammer, à tout instant la vie eût été compromise, parce qu'à tout instant de nouvelles causes d'excitation y rendent plus actif et plus considérable l'abord des fluides. Si la loi générale est que partout l'excitation soit suivie d'un afflux de sang, la loi générale n'est pas que cet afflux de sang se comporte partout d'une manière uniforme; et l'on aurait tort de conclure de ce qui se passe dans le poumon irrité ce qui doit avoir lieu dans le cerveau pris dans la même circonstance.

Il importe aussi de remarquer que certaines causes d'affections portent plus spécialement sur le système vasculaire cérébral : tels sont l'exposition à une lumière et à une chaleur trop intenses, les changemens brusques de température, l'énergie trop grande du ventricule, les plaies qui intéressent le crâne, les érysipèles de la face, etc. Ce sont ces diverses causes qui, le plus souvent, déterminent l'inflammation des méninges, les épanchemens. D'autres causes agissent, au contraire, davantage sur le cerveau lui-même, comme la douleur, et en général toute impression transmise par la voie des nerfs. L'engorgement sanguin est souvent alors assez peu marqué.

Enfin il est une circonstance encore qui peut rendre raison de l'absence d'un engorgement sanguin dans le cerveau après la mort; c'est l'activité extraordinaire de la maladie. Une affection du cerveau se développe et mar-

2

che avec rapidité, plus de sang afflue brusquement à l'organe; mais l'excitation venant bientôt à cesser, l'afflux de sang cesse par conséquent d'être aussi considérable, la mort survient, et l'organe ne présente plus que de faibles traces de ce qui existait pendant la vie. Un résultat différent peut être observé lorsque l'excitation a été moins vive, mais plus longtemps prolongée. Les fluides alors ont peu à peu engorgé les vaisseaux qui pénètrent dans la substance cérébrale, et cet engorgement, qui n'aurait pu se dissiper que lentement, parce qu'il avait été lentement formé, reste apparent après la mort.

L'absence de toute altération physique dans le cerveau n'est donc pas une raison pour nier que cet organe ait été affecté pendant la vie. Je dis plus : toutes les fois qu'après la mort les principaux viscères seront trouvés dans leur état naturel, quelle qu'ait été l'incertitude des symptômes, c'est le cerveau qui était le siége du mal, c'est par lui que la mort a eu lieu *.

---

* Un état particulier du cerveau a fixé l'attention des observateurs ; c'est la densité plus ou moins grande que présente sa substance chez les personnes qui ont succombé à une vive excitation de cet organe. On de-

Maintenant la difficulté est de concevoir comment le cerveau peut mourir, sa substance n'étant nullement compromise. Eh bien, voici ce qu'apprend l'observation à ce sujet.

Deux causes opposées peuvent anéantir l'action du cerveau : le défaut d'excitans, ou des

---

mande pourquoi cette densité. La réponse est simple. Elle est la conséquence du surcroît de vie qui a eu lieu dans le cerveau ; elle est le résultat d'un accroissement d'énergie de la contractilité fibrillaire dont sont doués tous les tissus, et qui y est toujours d'autant plus prononcée, que leur vitalité l'est elle-même davantage. Qui ne sait que plus les fonctions d'un organe sont actives, plus son tissu est ferme, consistant? N'observe-t-on pas cette densité partout : dans la peau, dans le tissu cellulaire, dans les muscles des personnes chez lesquelles la vie est très-énergique, chez le jeune homme plein de vigueur? N'observe-t-on pas une disposition opposée chez les personnes faibles, languissantes? Il y a donc un rapport constant et reconnu entre la manière d'être vitale de nos organes et leur manière d'être matérielle. Pourquoi s'étonner alors de trouver le tissu cérébral plus dense, plus consistant dans les cas où son action vitale a été exagérée, où la mort a suivi en peu de temps une violente excitation, que dans les cas contraires? Maintenant cette densité qui atteste réellement que le cerveau a été affecté, qu'il a joui d'un excès de vie, il est évident qu'on ne peut trouver en elle la cause de la mort, parce qu'elle ne constitue pas une altération, et que le cerveau n'a rien perdu de sa texture naturelle.

excitans trop forts. Je considère la dernière cause, qui est beaucoup plus fréquente que la première.

Le cerveau n'a réellement en partage qu'une somme bornée de sensibilité. De là une conséquence nécessaire, c'est qu'il doit la ménager pour continuer long-temps à en jouir, et que, s'il la prodigue, il l'aura bientôt épuisée.

Si l'on refusait d'admettre un terme à l'excitabilité du cerveau, il serait impossible de concevoir pourquoi une exaltation vive de l'action de cet organe ne peut être durable, quand bien même les causes qui lui ont donné lieu continuent d'agir; pourquoi cette exaltation est funeste d'autant plus promptement qu'elle s'éloigne davantage de la manière d'être naturelle.

Si l'on refusait d'admettre un terme à l'excitabilité du cerveau, il serait impossible de dire pourquoi le sentiment et le mouvement s'affaiblissent par le progrès de l'âge, et cessent enfin complètement.

Le cerveau n'est donc pas excitable à l'infini; s'il n'est pas excitable à l'infini, c'est plus ou moins promptement qu'il doit cesser de l'être, suivant que son influence s'exerce avec excès ou modération.

Voilà pourquoi le sommeil est si nécessaire pour la prolongation de notre existence : c'est que, si le cerveau agissait sans interruption, il aurait d'abord entièrement cessé d'agir ; toute sa sensibilité serait bientôt épuisée. Par le sommeil, qui n'est que le ralentissement de son action, il répare véritablement ce qu'il a dépensé pendant la veille, et recouvre ainsi une activité nouvelle.

L'expérience confirme parfaitement ce que j'avance. Qu'on examine ce qui se passe dans les affections aiguës du cerveau, on verra toujours la mort survenir d'autant plus promptement que l'excitation a été plus violente, que l'épuisement de l'action cérébrale a par conséquent été plus rapide : ce sera au bout de quelques jours, de quelques heures, en un instant.

La mort sera subite toutes les fois que l'action du cerveau sera portée brusquement à son plus haut point d'exagération. Or, il est des causes qui produisent cet effet ; par exemple, une douleur extraordinaire, une vive impression morale. Il faut observer que telle cause qui paralyse et tue ainsi tout-à-coup, si elle eût été moins violente, n'eût produit que des convulsions ; en exaltant la sensibilité, elle n'eût pas suffi pour la porter à son terme.

Je vais citer des exemples qui prouvent mon assertion, c'est-à-dire que l'influence cérébrale s'épuise en se prodiguant. Ainsi de malheureuses mères expirent au milieu des douleurs et des efforts d'un pénible enfantement; ainsi le taureau qui combat dans l'arène, après avoir déployé toutes ses forces contre les assauts répétés de ses ennemis, tombe, et meurt épuisé par ses mouvemens immodérés, ses blessures et sa fureur. Ainsi, à l'époque du rut, il n'est pas rare de voir des animaux, trop avides de plaisir, satisfaire leur ardeur, et tomber par suite dans un complet anéantissement. Ainsi, trop souvent, à une opération grave et trop prolongée succède un accablement funeste. Donc l'excès du plaisir, l'excès de la douleur, toute impression vive, tout mouvement rapide et long-temps continué, peut épuiser, comme je l'ai déjà dit, l'action du cerveau. On peut donc établir comme un principe physiologique: le cerveau est doué d'une somme de sensibilité qui a besoin d'être ménagée pour être entretenue; elle s'épuise si elle se dépense avec excès.

Si l'on soumet à l'action de la pile galvanique le cerveau d'un animal dont on vient d'enlever le cœur, aussitôt des contractions très-marquées se manifestent dans tout le système musculaire. On soumet à l'action de la même pile le cerveau d'un animal mort, il n'y a qu'un instant, dans des accès de convulsion, aucun effet n'est produit, le système musculaire reste immobile. Il est facile de se rendre raison de cette différence. Chez le second, l'influence cérébrale a été entièrement épuisée par l'effet du mal ; elle ne l'a pas été chez le premier par l'ablation du cœur. Chez celui-ci, le cerveau a cessé d'agir faute d'excitation; chez celui-là, par suite d'une excitation trop forte. L'impression des excitans doit donc être ressentie par l'un, et ne peut être ressentie par l'autre.

Il ne faut pas croire néanmoins que l'entier anéantissement de l'action cérébrale soit nécessaire pour que la mort ait lieu ; il suffit qu'elle soit affaiblie au point de ne pouvoir plus mettre en jeu les organes de la respiration et de la circulation ; il suffit qu'elle ne puisse plus répondre à l'influence des excitans naturels. Je dis cela parce qu'après la mort on peut trouver le cerveau excitable encore, même dans les cas où il a été préliminairement trop excité ; mais alors c'est un reste de sensibilité qui se développe seulement sous l'influence des excitans artificiels les plus énergiques, reste de sensibilité insuffisant pour entretenir les phénomènes de la vie.

On doit observer que presque toujours, chez l'homme, c'est le cerveau qui meurt le premier. Il meurt surtout parce qu'il n'est plus excitable, plus rarement parce qu'il n'est plus excité. Dans ses Recherches sur la vie et la mort, Bichat dit que celle-ci, dans les maladies, commence beaucoup plus souvent par le poumon que par le cerveau. Ce grand homme s'est trompé. Pourquoi jugeait-il ainsi en effet? parce que, dans nos derniers instans, la respiration devient gênée, laborieuse; mais ce n'est là qu'un effet secondaire, et la cause de cet effet, c'est l'affaiblissement de l'action cérébrale; tous les mouvemens se ralentissent à mesure qu'elle s'évanouit.

Comment donc deviennent funestes les affections de divers organes qui ne sont point essentiels à la vie? Ce n'est que par l'atteinte que le cerveau en reçoit. Par elles il est tenu dans un état constant d'excitation et de réveil, il dépense avec excès la sensibilité dont il est doué; et comme rien ne tend à la réparer, elle s'épuise. C'est une erreur de croire qu'une inflammation de l'estomac, des intestins, d'une membrane séreuse, puisse par elle-même déterminer la mort; ce n'est évidemment que par l'impression qu'elle fait sur le cerveau.

Maintenant on peut concevoir comment survient la mort dans l'affection que je considère: c'est par un véritable épuisement de l'action cérébrale. Une excitation extraordinaire a précédé, un abattement mortel la suit. Cette somme de sensibilité dont le cerveau était le dépositaire pour l'entretien de la vie, et qui, si elle eût été ménagée, pouvait fournir à une vie de long cours, en se dépensant avec profusion, se dissipe complètement dans l'espace de quelques jours, et même de quelques heures. Plus les accès présentent d'intensité, plus la terminaison fatale est prompte. C'est comme une flamme; plus elle est animée, plus elle se consume avec vitesse. Le développement extrême des forces de la vie touche de bien près à la mort. Il n'y a qu'un pas d'une convulsion violente à la paralysie (*), comme il

(*) Ce qu'on nomme vulgairement *paralysie* n'est qu'un affaiblissement plus ou moins grand de l'action nerveuse. La preuve, c'est que, le plus souvent, elle se réveille sous l'influence d'excitans très-énergiques,

n'y a qu'un pas d'une inflammation excessive à la gangrène. Quelquefois c'est au fort de l'orage que le malade succombe brusquement et comme foudroyé; d'autres fois, et le plus souvent, à une excitation vive succède un abattement profond, avant-coureur d'un repos éternel, faible lueur que jette un flambeau près de s'éteindre. On demandera peut-être pourquoi la rage est constamment une affection mortelle. Cela tient d'abord à la violence

---

comme l'électricité, par exemple. Mais je me sers de cette expression, parce qu'il n'en est point d'autre qui soit propre à désigner l'extinction complète de la sensibilité.

J'observe qu'on n'a pas expliqué convenablement le passage d'une vive inflammation à la gangrène. On dit que l'engorgement sanguin, devenant trop considérable, s'oppose à l'action organique des petits vaisseaux. Ce n'est pas cela du tout. Une partie enflammée se mortifie parce que l'action nerveuse y a cessé; elle a cessé parce qu'elle a été trop exaltée; et c'est parce que les petits vaisseaux sont privés de son influence qu'ils ne réagissent plus pour la circulation des fluides. De là leur stagnation. Tant que l'influence nerveuse subsiste, quel que soit l'engorgement, la mortification n'aura pas lieu. Ce n'est pas la stase du sang qui produit la mortification, c'est l'extinction de l'influence nerveuse qui détermine la mortification et la stase du sang.

du mal; en second lieu, à l'existence d'une cause de désordre continuellement agissante, je parle de la rage qui succède à une morsure. Par l'action de cette cause, à chaque instant l'affection du cerveau se renouvelle, et toujours avec plus de force : car l'effet d'une première excitation est de rendre plus vive celle qui suit; le cerveau devient plus excitable à mesure qu'il est plus excité, jusqu'à ce qu'enfin sa sensibilité soit parvenue à son plus haut point d'exagération. Dès-lors survient son affaiblissement, et bientôt son extinction complète. En général, l'événement est toujours funeste lorsque l'excitation du cerveau a été portée très-loin sous le rapport de la violence ou de la durée. Hors ces cas, on peut espérer un heureux retour. L'action cérébrale, plus ou moins affaiblie, peut recouvrer toute son énergie. Tous les jours on voit le cerveau se remettre de la fatigue que lui a causée une agitation trop faible pour être meurtrière.

On vient de voir comment le cerveau peut mourir sans offrir aucune altération sensible, se dépouiller de ses propriétés vitales sans rien perdre des attributs de son existence physique. Pour l'expliquer, je n'ai rien imaginé, j'ai simplement retracé ce qui peut être aperçu. Je crois donc avoir dès à présent des raisons valables pour soutenir mon opinion, savoir, que c'est dans le cerveau que doit être placé le siége de ce qu'on nomme *la rage*. Une maladie réside toujours quelque part : eh bien, je défie qu'on puisse rapporter ailleurs qu'au cerveau celle dont il est question; je défie qu'on prouve que les symptômes violens qui la caractérisent puissent émaner d'une autre source.

Qu'est-ce donc que la rage? une surexcitation du cerveau, une exaltation de la sensibilité de ce viscère, remarquable par son degré d'intensité presque extrême, de manière qu'au-delà la paralysie est imminente. Faut-il pour cela en faire une maladie particulière? non. Quoiqu'il y ait loin de l'état d'exagération qu'elle présente à l'excitation légère du cerveau qui donne lieu à de simples tressaillemens musculaires, par exemple, ce ne sont cependant point là deux maladies différentes, mais seulement deux degrés en quelque sorte extrêmes d'un même mode d'affection. Les causes qui produisent l'un et l'autre agissent dans le même sens, mais avec une puissance inégale, ce qui fait naître des résultats divers. En voulez-vous la preuve? Observez ce qui se passe au début de la rage, vous remarquerez souvent ces tressaillemens musculaires dont je parle. Qu'est-il donc arrivé lorsque l'affection est dans tout son développement? C'est l'excitation qui s'est accrue, et se présente, s'il m'est permis de m'exprimer ainsi, sous des dimensions beaucoup plus considérables; ce n'est pas autre chose. On conçoit facilement qu'entre les deux états que nous avons pris pour exemple il doit s'en trouver d'autres intermédiaires; l'expérience le démontre.

Tout ce qui porte l'action du cerveau fort au-delà de ses limites naturelles peut donc déterminer la rage. La conséquence est juste, d'après la théorie que je viens d'établir. Telle n'est pas cependant la manière de voir de la plupart des auteurs, qui admettent pour cette maladie une cause spécifique, un virus particulier, dont ils ne connaissent ni la nature, ni le mode d'action; virus qui, selon eux, transmis le plus souvent par inoculation, est susceptible aussi de se développer d'une manière spontanée, et dont ils placent la source dans les glandes salivaires. L'existence de ce prétendu virus, consacrée en quelque sorte par l'usage, et admise ainsi jusqu'à ce jour, a déjà été combattue avec avantage dans un mémoire de M. Girard, de Lyon (*dissertation sur le tétanos rabien*). Malgré les raisons solides, les remarques judicieuses dont il étaie son opinion, M. Girard n'a pas été écouté, et le virus a continué d'être admis. Tant il est difficile de triompher d'une erreur depuis long-temps accréditée! Je me range bien volontiers du côté du médecin dont je parle pour le soutien de la vérité, et aux preuves qu'il allègue je joins les réflexions suivantes.

Qu'est-ce que c'est qu'un animal enragé? Nous l'avons démontré, c'est un animal dont le cerveau est malade, c'est-à-dire dans un état de *surexcitation*. Ce mot rend parfaitement compte de la nature de la maladie. Qu'est-ce que c'est que le fluide écumeux que sa gueule distille, et auquel on attribue des propriétés vénéneuses? Rien autre chose qu'un mélange de salive et de mucus sécrétés en plus grande quantité que dans l'état naturel. Pourquoi sécrétés en plus grande quantité? Parce que l'action de leurs organes sécréteurs est rendue plus énergique par un excès d'influence sur eux de la part du cerveau et des nerfs : ils manifestent ainsi la part qu'ils ont à l'excitation générale. Ce n'est pas seulement dans la rage qu'un tel phénomène s'observe, mais bien dans tous les cas d'excitation vive du cerveau qui se présentent sous une autre forme, dans l'épilepsie, par exemple, souvent dans le tétanos aigu, dans un accès de manie, de colère même. Or, je demande si, dans ces cas, on a jamais imaginé de regarder la sécrétion dont il s'agit comme envenimée.

En attribuant la rage à l'action d'un virus, comment expliquerez-vous le développement de cette affection à la suite d'un violent accès de colère, d'une frayeur vive? Autrefois on aurait dit que ces causes produisent dans les humeurs une altération, une dépravation d'où tous les accidens dérivent; mais de telles idées sont-elles admissibles dans l'état actuel de la science? et ne sont-ce pas les solides qui sont surtout modifiés par les causes des maladies? Dans les cas dont je parle, n'est-ce pas le cerveau qui a été influencé primitivement? S'il a été primitivement influencé, n'est-ce pas lui qui suscite le trouble qui se manifeste?

C'est le sang qui apporte aux glandes salivaires les matériaux du fluide qu'elles sécrètent; c'est par conséquent dans le sang qu'elles puisent les principes vénéneux que vous supposez produire la rage. Mais, s'il en est ainsi, toute la masse du sang est donc infectée; car comment un fluide empoisonné pourrait-il provenir d'une source qui serait pure? Cependant, de l'aveu de tous les auteurs, c'est seulement l'inoculation de la salive qui est pernicieuse; celle du sang, celle des autres fluides sécrétés ne produit aucun effet.

En faisant attention à ce qui se passe lors du développement de la rage, on voit que les symptômes sont déjà très-avancés, qu'aucun dérangement ne s'est encore manifesté dans la sécrétion de la salive. Mais quoi! le trouble de l'économie précéderait donc la formation du virus? Quelle cause alors a pu produire ce trouble, et que fait le virus, s'il a pu se déclarer sans lui?

Je suppose une morsure faite par un animal enragé. Pour donner lieu aux symptômes de la rage, vous voulez un virus. Ou ce virus agit localement, ou non. Dans le premier cas, comment la contagion pourra-t-elle avoir lieu? comment, s'il n'y a pas passage du virus dans le torrent de la circulation, pourra-t-on accuser la salive sécrétée d'être vénéneuse? Admettra-t-on la circonstance opposée? Mais alors, pourquoi les symptômes commencent-ils toujours dans la partie où le virus a été déposé, et où, par hypothèse, il n'existe plus?

C'est évidemment de l'endroit offensé que tous les accidens prennent leur source ; c'est de là que partent ces élancemens douloureux qui parcourent le trajet des nerfs, et vont exciter le trouble de l'économie. Or, je le demande : vous qui admettez l'existence d'un virus, pouvez-vous supposer que c'est par la voie des nerfs que s'opère son transport? Peuvent-ils faire autre chose, ces nerfs, que transmettre à leur centre commun l'impression vive qu'ils reçoivent de ce même virus là où ils sont en contact avec lui ? Mais cela étant, encore une fois, comment peut donc avoir lieu la contagion? Je la concevrais possible, si je voyais le virus absorbé et versé dans le sang ; mais c'est qu'il n'en est pas ainsi ; tout démontre que les choses se passent autrement.

Comment la suppuration dont s'accompagnent la plupart des morsures d'animaux dits *enragés*, car on se garde bien de hâter leur cicatrisation, et avec raison ; comment, dis-je, cette suppuration n'entraîne-t-elle pas au-dehors le virus que vous supposez être en contact avec les chairs ? Abreuvez une solution de continuité d'un fluide irritant quelconque, bientôt la partie enflammée suppure, se déterge, comme on le dit, et laisse voir un fond entièrement dépouillé et vermeil. Pourquoi le même phénomène n'aurait-il pas lieu par rapport au prétendu virus dont il est question? A moins qu'on ne veuille le regarder comme quelque chose d'absolument impalpable, comme un *aura*, un je ne sais quoi qui n'a pas de corps : oh ! alors, avec de pareilles subtilités, on ne sera jamais embarrassé.

Remarquez eneore que la suppuration n'est pas le seul moyen d'élimination du virus : ajoutez-y l'effusion de sang qui suit immédiatement la blessure, les ablutions répétées, la cautérisation même, qui trop souvent n'a pu prévenir le développement de la maladie. Quoi ! malgré tous ces moyens réunis contre lui, le virus s'obstinerait à rester dans la plaie ! Qu'on ferait bien mieux de convenir qu'il ne s'y trouve pas en effet !

On m'objectera qu'on a vu la rage se déclarer à la suite du simple contact de la bave d'un animal enragé sur une partie non offensée. Je répondrai que de telles observations ne sont nullement exactes, et que, dans ces cas, la maladie doit être rapportée exclusivement à des circonstances particulières dont on ne tient aucun compte, comme la frayeur, la force de l'imagination, causes dont l'influence sur le cerveau est si directe et si puissante. Ainsi, dans l'exemple suivant, *un chien malade lèche les pieds de son maître ; à quelque temps de là apparition chez l'animal des symptômes de la rage, qui se déclarent ensuite chez l'homme :* qui ne voit là l'effet d'une vive impression faite sur le cerveau de cet homme? qui ne voit que l'appréhension trop forte de la maladie est précisément ce qui lui a donné naissance? Assurément tel n'eût pas été le sort de cet infortuné, si celui de l'animal lui eût été caché. Car enfin, pourquoi tombe-t-il malade immédiatement après lui, si l'on veut voir en cela autre chose que l'effet d'une vive impression? L'influence des mêmes causes se reconnaît facilement dans diverses autres observations analogues dont on s'appuie pour démontrer l'existence d'un virus rabien, quoique rien ne la prouve moins. Il se trompait gravement, sans doute, ce médecin qui prétendait que la rage n'est que le produit d'une imagination exaltée ; mais du moins faut-il convenir que cette cause est susceptible de favoriser singulièrement son développement, et même de le déterminer à elle seule.

On dit encore en faveur du virus rabien que les morsures d'animaux sains ne sont pas suivies de la rage. Cela est faux : de nombreux exemples démentent cette assertion ; et lorsqu'on prononce qu'un animal était enragé d'après les résultats funestes de ses morsures, on tranche fort gratuitement la question ; rien n'est moins fondé. Il est bien certain que les morsures d'animaux sains n'entraînent souvent aucun accident grave après elles ; mais n'en est-il pas de même de celles faites par les animaux dits *enragés?* Ainsi donc cette objection est de nulle valeur.

Au résumé, nous avons démontré qu'il était impossible de concevoir le développement de la rage par la formation spontanée d'un virus ; que ce virus, étant inoculé, n'était pas absorbé ; que par conséquent la contagion ne pouvait avoir lieu ; que, n'étant pas absorbé, il devait nécessairement être expulsé : donc le virus ne reste pas dans la plaie ; donc les accidens provenans de cette plaie dépendent d'une autre cause ; donc tout porte à regarder comme supposée, comme purement imaginaire, l'existence de ce qu'on nomme *le virus rabien.* Pourquoi a-t-on eu l'idée d'attribuer la rage à l'action d'un virus ? C'est que, cette maladie offrant des symptômes extraordinaires, on a cru devoir, pour les expliquer, recourir à une cause extraordinaire aussi. L'aspect hideux, effrayant, que présente l'animal affecté de la rage, ces accès de fureur, cette envie de mordre, cette bave écumeuse qui coule de sa gueule ; voilà ce dont l'imagination a été frappée : de manière que, lorsqu'à la suite d'une morsure faite par cet animal, des symptômes semblables aux siens se sont développés, on n'a tenu aucun compte de la morsure ; c'était une lésion trop simple ; on ne l'a regardée que comme la voie par laquelle l'animal avait transmis le principe, le germe de sa maladie. Or, ce principe, ce germe, il était tout naturel qu'on le plaçât dans la salive, puisqu'elle seule avait été déposée dans la plaie. Il en est aujourd'hui des morsures d'animaux dits *enragés* comme il en était autrefois des plaies d'armes à feu. On sait que les accidens de ces plaies étaient rapportés à un venin particulier dont on croyait le corps vulnérant pénétré, tandis qu'ils ne dépendent que de la force très-grande avec laquelle ce corps frappe nos parties ; eh bien ! de même on attribue de nos jours à un prétendu virus ce qui est le simple résultat de la dilacération des nerfs par une cause mécanique : *notum est quippè nervos læsos nisi dissecueris, aut adusseris, convul-*

siones exindè orituras esse. (Georgius Volckamerus, Éphémérides des Curieux de la Nature.) Pourquoi refuserait-t-on d'admettre l'efficacité de la cause dont nous parlons? En est-il une dont le cerveau reçoive une atteinte plus directe et plus vive? Au reste, nous l'avons démontré, le venin de la rage est une chimère. Donc tous les accidens qui suivent une morsure sont réellement dus à l'impression grave faite par la dent de l'animal sur les parties sensibles.

Il est facile, d'après cela, de concevoir pourquoi c'est constamment la morsure d'un carnivore qui détermine la rage; c'est que chez cette classe d'animaux la conformation particulière des dents à l'aide desquelles ils déchirent les substances dont ils se nourrissent rend leurs morsures extrêmement dangereuses, beaucoup plus que celles des herbivores, qui coupent les parties plutôt qu'ils ne les déchirent.

Voici une observation qui prouve combien influe sur les résultats d'une morsure cette diversité dans la conformation des dents; elle se trouve consignée dans le Journal de Médecine par MM. Leroux, Corvisart et Boyer, année 1810, et rapportée par M. Grognier, professeur à l'école vétérinaire de Lyon. « Un chien, présentant au plus haut degré les symptômes caractéristiques de la rage, fut amené dans cet établissement. On exposa tout exprès à sa fureur deux ânes : il les mordit l'un et l'autre; mais l'un d'eux mourut le sixième jour de ses blessures, sans avoir manifesté les symptômes de la rage. L'autre ne présenta rien de particulier jusqu'au dix-neuvième jour, époque à laquelle les plaies étaient entièrement cicatrisées. Le dix-neuvième jour, horreur de l'eau et de la lumière, fureur, envie de mordre, agitation convulsive; l'animal tourne sa rage contre lui-même. On fit mordre par lui plusieurs animaux; on inocula sa bave à plusieurs autres: nul résultat. » Sans doute, dit-on à ce sujet, les herbivores peuvent contracter la rage, et ne peuvent pas la communiquer. C'est fort bien; mais comment expliquerez-vous cela, si vous admettez un virus? Il est évident qu'on ne peut le concevoir qu'en admettant la raison que j'ai indiquée.

Quoique toujours redoutable, une morsure offre cependant plus ou moins de danger, suivant différentes circonstances qu'il est utile de signaler. Ainsi, toutes choses égales d'ailleurs, plus les parties que la dent a mutilées sont sensibles, plus les accidens consécutifs sont à craindre. Si trop souvent les morsures, qui intéressent la face sont funestes, cela ne tient pas, comme on le dit, au voisinage des glandes salivaires, mais bien à la proximité du centre de perception, et surtout au grand nombre de nerfs et de capillaires sanguins dont la face est pourvue.

Une morsure dans laquelle une partie aura été détachée entièrement du reste du corps, si la déperdition de substance n'est pas très-considérable, est moins grave qu'une autre dans laquelle l'animal aura profondément enfoncé ses dents. Les parties sensibles ont plus souffert dans ce dernier cas que dans le premier.

Si la plaie ne s'est cicatrisée qu'après une suppuration de longue durée, bien moins de danger est à craindre que lorsque la cicatrisation a été promptement opérée.

Enfin il est naturel de penser qu'une morsure est d'autant plus fâcheuse qu'elle atteint une personne plus sensible, plus susceptible de crainte et de s'alarmer sur le danger qui la menace. On n'en saurait douter : appréhender la maladie, c'est favoriser son développement. Heureux qui peut souffrir avec indifférence !

Combien d'hommes peu impressionnables, il est vrai, mais d'un autre côté exempts de toute sollicitude, ont éprouvé impunément les plus graves mutilations! et en général, combien de morsures n'eussent été suivies d'aucun résultat funeste, si des circonstances accidentelles n'étaient venues les déterminer! Une imagination inquiète, une impression vive de frayeur, de joie, de colère; en un mot, toute excitation du système nerveux par une cause quelconque, peut devenir nuisible, en ajoutant à la sensibilité, qui déjà se trouve en excès dans la partie offensée.

On conçoit qu'il est impossible d'assigner une époque fixe pour le développement de ce qu'on nomme *la rage* à la suite d'une morsure. C'est plus tôt ou plus tard, suivant un grand nombre de circonstances relatives à la plaie elle-même, comme son plus ou moins d'étendue et de profondeur, sa situation, sa cicatrisation plus ou moins rapide; relatives à la personne atteinte, comme sa constitution, son âge, sa manière de vivre; relatives enfin à l'action de nombreuses causes éventuelles qu'il est impossible de prévoir, et partant, d'énumérer.

Ce qui doit surtout fixer notre attention

dans les plaies par morsure, c'est le développement des accidens après la formation de la cicatrice. Pourquoi, à une époque où tout est calme dans la plupart des autres plaies, voit-on celles-ci devenir la source du plus violent désordre? Pour donner une explication de ce fait, M. Girard, que j'ai déjà cité, suppose une organisation vicieuse de la cicatrice, d'où résulte un obstacle au cours des fluides, obstacle que la force vitale, dit-il, cherche à vaincre. Ne pouvant en venir à bout, la partie s'engorge, ainsi que celles qui l'avoisinent, et les nerfs, comprimés, tiraillés, donnent lieu à des convulsions. Du temps de Boerhaave, cette théorie eût paru satisfaisante; aujourd'hui elle ne saurait être admise. Pourquoi dire d'abord que la cicatrice des plaies par morsure est vicieuse? N'a-t-elle pas eu lieu d'après les mêmes lois, en offrant les mêmes phénomènes que celle de toutes les plaies qui suppurent? Elle a pu être promptement achevée; mais se trouve-t-elle pour cela en défaut? Prétendrait-on assigner une marche uniforme aux opérations de la nature? On suppose un obstacle au cours des fluides; mais est-ce que le tissu d'une cicatrice n'est pas toujours perméable? Pourrait-il ne l'être pas s'il jouit des propriétés de la vie? En admettant même que l'obstacle dont il s'agit fût réel, le sang ne prendrait-il pas facilement son cours dans les capillaires environnans? Pourquoi supposer que la force vitale, qui préside à la circulation du sang dans les petits vaisseaux, veuille s'obstiner à faire pénétrer ce fluide là où il ne peut trouver un passage?

Le fait qui nous occupe, étonnant au premier coup-d'œil, est cependant fort simple : voici comment il faut le concevoir. Tant que la plaie reste ouverte, les fluides qu'appelle l'irritation trouvent une voie d'évacuation, et les parties subissent un dégorgement salutaire. Mais le plus souvent ce dégorgement est de peu de durée; l'irritation étant très-vive, le travail de la cicatrisation est promptement achevé : de sorte que la plaie est, à la vérité fermée, mais tout le désordre existe encore au-dessous de la cicatrice. On conçoit, en effet, que, dans des parties sensibles mutilées, inégalement divisées, l'irritation n'est guère disposée à se calmer, d'une manière prompte au moins. Plus de sang continue donc d'affluer à ces mêmes parties ; mais, ne pouvant en être expulsé, il les engorge, exalte leur sensibilité, et bientôt l'élève au point qu'elle ne peut plus être perçue sans trouble. Sans doute c'est dans la dilacération des filets ou des cordons nerveux que réside la principale cause du mal ; mais l'afflux consécutif des humeurs ajoute beaucoup à sa gravité. Faites que moins de sang aborde aux parties offensées, ou qu'une portion de ce fluide soit éliminée au moyen de la suppuration, rarement vous verrez de fâcheux accidens survenir. Observez que c'est là où se trouvent et plus de nerfs, et plus de sang, que les morsures sont surtout redoutables, comme la face et les doigts ; c'est là que l'irritation est très-vive, que la cicatrisation s'opère avec rapidité, et qu'on voit bientôt après elle se ranimer, et avec plus de violence, un feu qui n'était pas éteint.

C'est un fait constaté par l'expérience : plus la cicatrisation des plaies par morsure a été prompte, plus le développement des accidens a été fréquent et rapide.

On se rappellera long-temps, et avec douleur, la destinée déplorable, affreuse, de soixante infortunés, qui, en 1817, près de Lyon, succombèrent aux graves atteintes d'une louve furieuse. Plusieurs vinrent à l'Hôtel-Dieu terminer leurs jours. Chez plusieurs, la face avait été offensée. Un de ces derniers, dont la plaie avait été réunie presque immédiatement après l'accident, par un chirurgien inexpérimenté, fut celui qui mourut le premier.

Je l'ai déjà dit, une morsure avec déperdition de substance est moins grave qu'une scissure étroite et profonde. C'est que, dans celle-ci, outre que l'irritation est plus vive, la cicatrisation est beaucoup plus prompte que dans la première : de sorte que l'une, après s'être fermée, ressent encore dans toute sa force l'impression violente qu'elle a reçue ; l'autre, sur le point de l'être, a souvent beaucoup perdu de sa sensibilité.

En général, qu'on se méfie de toute cicatrice qui succède promptement à une lésion grave des parties sensibles. Sous cette enveloppe insidieuse le mal croît en silence et menace la vie : semblable à ces hommes perfides qui exécutent leurs projets criminels à la faveur de la nuit. Si l'on voit dans certaines plaies tout le mal cesser, même après une cicatrisation prompte, c'est qu'alors, assurément, les parties sensibles avaient peu souffert ; la solution de continuité avait été opérée d'une manière très-simple, comme dans les plaies faites par un instrument tranchant, genre de division contre lequel notre sensibilité se révolte le moins, si je puis ainsi dire.

Les considérations qui viennent d'être faites ne laissent, ce me semble, aucun doute sur la véritable cause de l'affection qui nous occupe. Pour achever l'histoire de cette affection, il ne nous reste donc plus qu'à déterminer les moyens par lesquels on peut la combattre ou la prévenir. Cherchons d'abord à obtenir ce dernier résultat.

Je suppose qu'une personne vienne d'être mordue : pour la mettre à l'abri des suites fâcheuses de cet accident, que convient-il de faire?

Les auteurs disent : Il faut laisser long-temps saigner la plaie. Ce précepte est excellent. Il faut ensuite laver cette plaie avec une liqueur stimulante, comme l'eau salée, le vinaigre. Ce précepte est nuisible, très-nuisible : car je veux, pour un moment, admettre dans la plaie l'existence d'un virus. Par ces lotions que l'on emploie, que se propose-t-on de faire? de l'entraîner, sans doute. Or, je demande ce qu'on prétend obtenir de plus avec des lotions irritantes qu'avec des lotions adoucissantes, de lait, d'eau de guimauve, par exemple? On ne tient donc absolument aucun compte de l'irritation produite par la morsure , aucun compte de celle produite par le virus? On veut donc ajouter encore à l'action stimulante de ces deux causes? En vérité, il est impossible de concevoir le motif d'une pareille conduite. Dans les solutions de continuité les plus simples, les moins douloureuses, on se garde bien de toute application excitante; et dans celles-ci, où l'irritation est extrême, il semble qu'on ne trouve pas de stimulans assez forts. Quelle inconséquence!

Le contraire de ce que prescrivent les auteurs doit donc être fait. On arrosera la plaie avec les fluides les plus émolliens, et l'on évitera soigneusement tout ce qui peut exalter ou entretenir la sensibilité, qui se trouve en excès dans les parties offensées.

Un troisième précepte donné par les auteurs, c'est de cautériser la morsure. L'expérience démontre qu'il peut être suivi avec assez d'avantage. Mais quel est l'effet de la cautérisation? c'est, dit-on, de neutraliser l'action du virus. En réalité, c'est de faire cesser l'irritation en mortifiant les parties sensibles qui ont été mutilées, dilacérées. Tout en reconnaissant, dans plusieurs circonstances, l'efficacité du moyen dont il est question, j'ose dire cependant qu'il n'est pas exempt de reproches, et qu'une autre méthode lui serait préférable. Par l'emploi du feu ou des substances caustiques, il arrive souvent que tout le mal n'est pas détruit : c'est que leur effet est, si je puis ainsi dire, empêché par l'effet même qu'ils produisent. La mortification s'oppose à ce que la mortification se propage. De manière que l'action de ces corps, très-marquée sur les parties superficielles, ne fait qu'irriter les profondes, qui déjà souffrent de la part de la morsure. En supposant même que l'instrument vulnérant ne soit point arrivé jusqu'à elles, l'irritation que son impression a fait naître est tellement forte, qu'elle ne s'arrête point aux limites de la plaie, mais qu'elle est encore vivement ressentie, dans un espace indéterminé, par les parties qui n'ont pas été directement atteintes. J'observe aussi que le produit de la cautérisation forme une sorte de couche imperméable qui met obstacle au libre dégorgement de la plaie, et qu'à la chute de cette couche mortifiée, la cicatrisation est promptement achevée, dans les cas où la plaie a peu de largeur; circonstance qui certainement est loin d'être avantageuse. Je crois donc qu'il vaudrait mieux, d'après le conseil donné par quelques auteurs, comprendre, au moyen de l'instrument tranchant, la plaie et les parties voisines dans une circonférence plus ou moins grande, les enlever, et substituer ainsi le genre de plaie le plus simple à celui qui de tous est le plus redoutable.

Ne laisser aucune trace du désordre produit par la morsure; déterminer une évacuation de sang très-favorable pour affaiblir l'irritation de la nouvelle plaie; permettre l'application immédiate sur elle de tout ce qui peut concourir à ce même effet; faciliter le dégorgement des parties; enfin retarder la formation de la cicatrice, et donner ainsi le temps aux propriétés vitales exaltées de revenir à leur état naturel: tels sont les avantages réels qui doivent faire donner au moyen dont nous parlons la préférence sur les caustiques. On lui reproche d'être douloureux; mais que cet inconvénient est léger! et qu'un moment de douleur est bien supportable lorsqu'on prévient par lui les plus affreux tourmens et la mort!

L'opération que nous proposons devra toujours être mise en usage, à moins que l'étendue trop considérable de la plaie, ou sa situation particulière, ne la rende impraticable.

Dans ces cas, il faut enlever avec soin les parties qui paraissent le plus endommagées, niveler autant que possible la surface de la plaie, affranchir ses bords. Si la partie offensée n'a été qu'incomplètement séparée des parties environnantes, il faut achever la séparation, quelle que soit la largeur du lambeau, quelle que soit la difformité qui doive résulter de son ablation.

La morsure intéresse-t-elle un doigt, le parti à prendre n'est pas douteux, il faut que ce doigt soit amputé. Il est inutile de dire que la plaie qui succède à l'amputation ne doit point être immédiatement réunie.

Ce serait l'œil lui-même qui aurait été atteint, on ne devrait point balancer à l'extirper. Toute partie qui peut entraîner la perte du tout, lorsque cet effet est très-probable, doit être sacrifiée.

Les opérations convenables ayant été pratiquées, il ne faut pas se hâter de panser la plaie, il faut attendre qu'une certaine quantité de sang se soit écoulée. Pour favoriser même cet écoulement, il convient de plonger la partie dans un bain d'eau tiède, ou de faire avec ce liquide des aspersions sur la plaie au moyen d'une éponge alternativement imbibée et comprimée. La chute de l'eau sera peu rapide, et n'aura pas lieu de bien haut. Ces moyens sont encore très-efficaces pour calmer la douleur. J'ai vu le dernier employé avec beaucoup de succès par un praticien distingué, M. Bouchet, de Lyon, dans des plaies accompagnées de beaucoup d'irritation. Il continuait ces aspersions souvent pendant plus d'un quart d'heure, et toujours les malades étaient soulagés. L'absence de toute qualité irritante dans le liquide, sa douce température, la mollesse de son contact, tout fait qu'il est senti avec une sorte de plaisir par des parties dont la sensibilité est très-vive.

Rien de plus simple que le pansement de la plaie. Au lieu des topiques stimulans, des digestifs âcres, conseillés par les auteurs, un plumasseau de charpie imbibé d'une décoction émolliente, un cataplasme de même nature, sont les seules applications dont on doive faire usage. On renouvellera deux fois le jour ce pansement, avec beaucoup de ménagement et de précautions; et à chaque fois on fera précéder les aspersions dont nous avons parlé.

On aura recours à des moyens plus puissans encore : des sangsues en plus ou moins grand nombre seront appliquées, à différentes reprises à une certaine distance de la plaie. La personne atteinte est-elle forte, sanguine, on dégorgera les capillaires par les sangsues, et les gros vaisseaux par la phlébotomie.

En même temps qu'on s'efforce d'affaiblir les propriétés vitales dans la partie offensée, il faut ailleurs les rendre plus actives par des applications excitantes peu prolongées, des frictions sèches ou avec une liqueur stimulante pratiquées à loisir sur différentes parties de la surface du corps, excepté là où se trouve la plaie; les pédiluves, lorsque cette plaie a son siége dans les parties supérieures.

La membrane muqueuse gastrique est-elle convenablement disposée pour recevoir l'impression des stimulans, c'est sur elle qu'il faut les diriger pour obtenir une révulsion salutaire. Le quinquina sera donc administré; mais il le sera surtout lorsque la cicatrisation approchera d'être achevée, et après qu'elle l'aura été.

Enfin ce n'est pas seulement sur la plaie qu'il faut porter son attention, c'est le malade lui-même qu'il importe de diriger pour le mettre à l'abri de toute atteinte funeste de la part des choses qui agissent sur lui.

Alimens légers et en petite quantité; diète

même dans les premiers temps de l'existence de la plaie; boissons rafraîchissantes, acidulès abstinence complète de toute liqueur excitante : voilà pour le régime.

Que le malade soit toujours placé au milieu d'une douce température; qu'il évite d'exposer sa tête nue à l'ardeur du soleil, d'approcher du feu la plaie ou la cicatrice, de fatiguer la partie où elles ont leur siége. Est-ce une des extrémités inférieures qui a été offensée, le repos devient nécessaire, ainsi que la situation horizontale du membre. Une écharpe soutiendra le membre supérieur blessé, et le malade alors peut marcher, se promener; il est même utile qu'il le fasse, si la douleur de la plaie n'est pas trop vive.

. Qu'on cherche par tous les moyens à le distraire des idées tristes que son état lui inspire, et de la douleur qu'il ressent. Qu'il soit par conséquent rarement seul, livré à lui-même, et que l'assurance et l'hilarité de ceux qui l'entourent soient pour lui le gage d'un avenir sans trouble.

Point de contrariétés, point d'impatience; tout doit le flatter, tout doit lui sourire. Qu'on éloigne avec soin tout sujet de joie immodérée, de tristesse, de crainte, d'indignation, de vengeance. Que tout agisse sur lui avec modération ; qu'il réagisse de même. Mais il est surtout deux choses dont il doit absolument s'interdire l'usage ou la jouissance : ce sont les liqueurs spiritueuses et les plaisirs de l'amour. On le sait, rien n'imprime une plus vive secousse à tout le système sensitif que l'une et l'autre de ces causes. Il évitera encore les lectures sérieuses, les méditations, les veilles prolongées. En un mot, dans la circonstance où il se trouve, l'état le plus désirable est un calme parfait de l'esprit et du cœur.

On va me dire : Mais est-ce qu'il est nécessaire de prendre toutes les précautions que vous indiquez, même dans les cas où l'ablation de la morsure a été pratiquée ? Oui, parce qu'on ne saurait préciser jusqu'où s'étend l'irritation produite par une cause aussi violente. On a bien enlevé le centre du mal ; mais où se sont arrêtées les irradiations qui partaient de ce centre, et dont les parties sensibles continuent à se ressentir ? irradiations qui se prononcent d'autant plus que le foyer principal du désordre a subsisté plus long-temps ; d'où vient qu'on aura d'autant moins à craindre que sa destruction aura été plus prompte. Or, si l'on songe que rarement on est appelé immédiatement après l'accident, on conçoit qu'il ne faut rien épargner pour compenser ce retard; et d'ailleurs pourrait-on employer trop de précautions lorsqu'il s'agit de garantir la vie d'un homme?

Après la formation de la cicatrice, qui devra toujours être tardive, les obligations du malade ne cessent point, non plus que l'attention de l'homme éclairé qui veille à sa conservation. Il faut bien se le persuader, une plaie cicatrisée n'est pas guérie. On devra donc continuer long-temps encore ce qui peut achever d'éteindre l'irritation qui subsiste; les applications émollientes, les saignées locales, et même les générales, si la personne est jeune et sanguine. Il sera nécessaire aussi, avant l'entière occlusion de la plaie, d'établir ce qu'on nomme un *exutoire*, c'est-à-dire un point de dérivation fixe sur une partie éloignée de celle où se trouve la plaie. Ce moyen me paraît très-avantageux; j'ignore qu'il ait été proposé dans cette circonstance.

Nous venons de voir à l'aide de quels moyens on peut prévenir les terribles effets d'une plaie par morsure. Maintenant, en supposant qu'on n'ait rien fait pour obtenir ce résultat, les accidens venant à se déclarer, quel parti prendre pour en arrêter le cours? Est-il au pouvoir de l'art de guérir ce qu'on nomme *la rage?* Si nous consultons l'expérience à ce sujet, sa réponse est loin d'être satisfaisante. Point d'observation dans laquelle cette maladie n'ait été funeste. D'où cela peut-il provenir? Sans doute de la violence du mal, mais aussi, je pense, des efforts mal combinés qui ont été dirigés contre lui. Voyez tous les préceptes donnés par les auteurs, ils sont innombrables; mais, on peut le dire, nuls sous le rapport des conséquences qui en dérivent. L'imagination les a dictés, l'observation et le raisonnement n'y ont eu aucune part. On a voulu guérir la maladie avant de connaître sa nature, on a échoué. Mille bras se sont levés pour la combattre, mille bras ont porté des coups inutiles. Attaquer de nuit un ennemi dont on ne connaît ni la position, ni les forces, n'est-ce pas, le plus souvent, risquer d'être vaincu? C'est le risque que court le médecin lorsqu'il veut traiter un mal qu'il ignore.

Que s'est-on proposé de faire, je le demande, au moyen de l'opium, au moyen du mercure, des bains froids, des saignées jusqu'à défaillance, sans parler d'une foule de prescriptions que la raison réprouve; bizarres productions des préjugés et de l'erreur ?

Si l'opium calmait directement, s'il n'excitait pas d'abord, s'il ne déterminait un afflux plus considérable de sang au cerveau, je conçois qu'on puisse être porté à en faire usage. Mais comme il donne réellement lieu aux effets dont nous parlons, comme à l'excitation du mal s'ajoute l'excitation qu'il produit, comme il concourt ainsi avec lui à la destruction de la vie, il doit être proscrit; c'est un poison funeste.

Cependant, va-t-on me dire, on a singulièrement vanté l'opium ; on l'a plusieurs fois employé avec succès contre le tétanos. Le tétanos est-il une affection différente de la rage ? Non ; il n'en diffère pas réellement par sa nature, mais il en diffère souvent par beaucoup moins d'intensité. Dans le tétanos qu'on nomme *aigu*, qui, par sa marche rapide, se rapproche surtout de la rage ; qui, comme elle, tue dans l'espace de deux, de trois ou de quatre jours, assurément, vous ne verrez jamais l'opium réussir. — C'est qu'alors le mal est mortel par lui-même. — Oui ; mais, par le moyen que vous employez, vous ne laissez pas de hâter la terminaison fatale ; et je suis bien persuadé que souvent tel tétanos qui, livré à lui-même, eût eu peu de violence, grâce à l'opium prodigué sans mesure, est devenu promptement funeste. Lorsque l'opium a procuré la guérison du tétanos, le mal était peu grave, et sa marche lente ; et voici comment il l'a guéri. C'est en déterminant un surcroît d'excitation qui du cerveau a retenti dans tout le système nerveux : la circulation a été activée, l'action vitale a été ranimée à la circonférence ; la peau est devenue rouge, chaude, tuméfiée, à cause de l'abord plus considérable des fluides ; une sueur plus ou moins abondante s'est manifestée, et la répartition générale des forces de la vie a fait qu'elles ont cessé de prédominer dans un seul système, d'où est résultée la guérison. D'après ce que disent les auteurs, et d'après ce que j'ai vu, les choses se sont toujours ainsi passées. Mais observez que, par cette conduite, on court réellement deux chances, et qu'il peut arriver, ou que l'excitation persiste dans le système nerveux, et soit rendue plus forte par l'action de l'opium : on sent quelle sera alors la conséquence ; ou bien que l'excitation soit transmise du système nerveux à tous les autres, et qu'alors s'établisse un mouvement de réaction générale qui devient salutaire. Or, de ces deux résultats, quel est le plus probable ? Si l'on peut espérer de réussir, n'a-t-on pas davantage à craindre d'être malheureux ? L'excitation ne continuera-t-elle pas le plus souvent d'avoir lieu et d'être plus vive dans la partie qui déjà est le plus excitée, et par là même le plus disposée à l'être ?

Dans le tétanos aigu, dans la rage, pourquoi ne réussit-on jamais au moyen de l'opium ? C'est qu'alors l'excitation étant portée très-loin dans le système nerveux, on ajoute encore à sa violence; et quoique la force vitale soit activée dans les autres parties, une disproportion très-grande existe toujours, l'excitation prédomine dans le premier. Il faudrait, pour que l'équilibre pût se rétablir, que le système nerveux n'eût absolument aucune part à l'excitation que le médicament détermine. Or, je laisse à penser s'il en est ainsi.

L'opinion générale est que, chez les personnes affectées du tétanos, le cerveau est moins susceptible d'éprouver l'effet de l'opium que chez celles qui sont en santé. C'est là sans doute une grave erreur, et qui a dû être la source de bien des fautes. Sur quoi se fonde en effet cette manière de penser? Sur ce que, dans le tétanos, l'opium ne produit point l'assoupissement. Pour moi, je m'étonnerais qu'il pût le produire, parce que l'excitation du mal est portée très-loin; parce que celle produite par l'opium ne peut l'atteindre, et qu'elle doit la surpasser pour la faire disparaître. Chez une personne en santé, l'opium assoupit, parce qu'il n'existe aucune cause autre que lui susceptible d'exciter le cerveau; il assoupit, parce qu'il ne peut pas toujours exciter, vu que son action s'affaiblit, et enfin devient nulle; et l'assoupissement est le résultat de l'excitation qu'il a d'abord fait naître; le cerveau fatigué s'endort. L'opium assoupit chez une personne malade, lorsque l'excitation qu'il détermine est plus forte que celle du mal auquel on s'oppose: car, si elle est moins forte, le mal persiste, l'action de l'opium ajoute à son intensité, et l'assoupissement n'a pas lieu. Il n'est pas rare de voir une dose légère de cette substance augmenter la douleur, une dose plus forte la faire cesser. On en conçoit facilement la raison. Plus l'excitation du mal est vive, plus la dose d'opium doit être portée loin pour l'effacer. Dans le tétanos, dansl rage, où l'excitation est extrême, l'opium ne peut assoupir, parce que l'excitation du mal l'emporte trop sur celle que le médicament détermine. Par l'effet d'une dose prodigieuse, on peut sans doute arriver à ce résultat; on peut faire que l'excitation cesse, que le repos lui succède; mais quel repos! Qu'on juge, d'après cela, combien sont trompeurs les bons effets que, dans certaines circonstances, l'opium paraît produire; combien le grand Stahl a raison de l'accuser d'imposture. Qu'est-ce en effet qu'un médicament qui ne calme que parce qu'il a trop excité, qui ne triomphe du mal que parce qu'il le surpasse en violence?

Une personne souffrante à laquelle on prodigue l'opium pour calmer ses douleurs a bientôt atteint le terme de son existence; l'action du cerveau ne tarde pas à être épuisée, et par l'excitation du mal, et surtout par l'excitation du remède.

C'en est assez au sujet d'un médicament beaucoup trop vanté, qui rarement peut être utile, et dont on a abusé faute de le connaître.

Nous ne dirons rien relativement à l'usage du mercure dans le traitement de la rage, vu que l'action de ce remède est à peu près nulle, soit pour le bien, soit pour le mal qui peut en résulter dans cette circonstance. Il paraît qu'on a voulu par lui expulser le virus au moyen de la salivation ; on a bien perdu son temps.

Un mot sur les bains froids. Ce moyen, si fréquemment nuisible, si rarement salutaire, et dont on a imaginé de se servir dans plusieurs affections aiguës du cerveau, est surtout dangereux dans ces mêmes affections, à cause de l'impression brusque et vive qu'il fait sur la sensibilité déjà exaltée ; d'où résultent toujours l'exaspération du mal, un afflux plus considérable de sang au cerveau surexcité ; quelquefois un épanchement de sang dans sa substance ; d'autres fois une exaltation extraordinaire de l'action de cet organe, que suit une paralysie presque instantanée ; et si l'on voit dans quelques circonstances survenir une réaction salutaire, c'est que le mal était léger ; on l'attendrait en vain lorsqu'il est intense. En général, on doit être peu prodigue de tous ces moyens qu'on nomme *perturbateurs* ; leur action tourne en effet le plus souvent, qu'on me passe cette expression, au profit de l'organe affecté : celui qui possède le plus reçoit le plus encore, et le mal s'accroît au lieu de s'affaiblir.

Au moyen dont il s'agit que je préférerai celui dont se servit Ambroise Paré pour guérir un tétanos, et qu'il guérit en effet! que ce moyen est simple! qu'il est rationnel! comme il va directement au but désiré! Que fit donc ce célèbre chirurgien? Ce qu'il fit? Il ranima les forces de la vie là où elles n'étaient pas assez actives; il les diminua là où elles étaient en excès. Oui, si Ambroise Paré vit le succès couronner ses efforts, c'est qu'il avait tout fait pour l'obtenir. O grand homme! puisse à ton génie bienfaisant être rendu un éternel hommage!

J'ai maintenant encore à faire voir qu'une effusion considérable de sang n'est pas le moyen auquel on doit avoir recours pour le traitement de ce qu'on nomme *la rage*. Quel avantage espère-t-on, en effet, retirer de cette manière d'agir? Celui de calmer l'excitation du cerveau? On se trompe. Ce n'est pas en suivant cette voie qu'on peut y parvenir. Vous ferez couler le sang; mais le cerveau en recevra-t-il moins pour cela? N'existe-t-il pas une cause qui agit constamment sur lui, qui l'excite, qui y détermine et y entretient l'afflux des humeurs? Observez ces irradiations vives qui, de l'endroit offensé, lui sont transmises par la voie des nerfs; voilà la cause essentielle du mal, celle qu'il importe avant tout de détruire, celle que l'effusion de sang que vous proposez ne peut atteindre. Excité par cette cause, le cerveau reçoit plus de sang; vous détruisez ce premier effet Qu'en résulte-t-il? Rien, puisque, la cause étant persistante, bientôt un effet semblable est reproduit. Vous vous obstinez à agir dans le même sens, le même résultat se répète; et vous en viendrez au point de voir la source du sang presque tarie que vous n'aurez obtenu aucun amendement; il vous faudra cesser de combattre des effets que la cause ne se sera pas lassée de produire. On recommande de faire couler le sang jusqu'à défaillance; mais l'activité extraordinaire de l'influence cérébrale ne s'oppose-t-elle pas à ce qu'on puisse obtenir ce résultat? Le cerveau étant toujours excité, puisque la cause qui l'affecte n'a pas cessé d'agir, tout le système nerveux participant à cette excitation, le cœur recevant son influence, et étant ainsi forcé de continuer ses mouvemens, comment la syncope peut-elle avoir lieu?

C'est une chose bien remarquable que le peu d'influence d'une perte de sang, même très-considérable, dans les cas d'exaltation vive de l'action cérébrale. C'est que l'énergie très-grande de cette action supplée alors à la faiblesse des excitans. Dans l'état de calme, la même perte de sang serait funeste, parce qu'alors l'influence cérébrale ne s'accroît point en proportion de l'affaiblissement des excitans; il n'y a point de compensation. Une personne est, je suppose, sur le point de succomber à l'affaiblissement produit par une hémorrhagie plus ou moins considérable; vous retarderiez sa mort, si vous trouviez le moyen d'exalter chez elle l'action cérébrale et d'entretenir cette exaltation.

Ainsi donc, plus l'influence cérébrale s'exerce avec énergie, moins celle du sang devient nécessaire.

En général, il est rare d'observer dans un même corps l'énergie des excitans unie à l'excitabilité très-grande. Voyez, dans la société, ces personnes qu'on nomme *nerveuses*; à la pâleur de leur teint, à la délicatesse de leurs membres, il est facile de les reconnaître. Peu de sang circulait dans les veines de l'illustre vieillard de Ferney; mais en revanche, quelle excitabilité nerveuse!

D'après ces considérations, on peut concevoir pourquoi, dans la rage, où l'action est portée en quelque sorte au plus haut point d'exagération, il est impossible, par des saignées répétées, de déterminer une syncope : c'est que l'activité très-grande de l'influence nerveuse rend alors celle du sang beaucoup moins nécessaire. Il faut d'ailleurs observer que, dans cette circonstance, ce n'est pas tant le sang qui excite le cerveau, quoiqu'il y contribue, sans doute, comme les impressions vives que lui transmettent les nerfs de la partie offensée ; ces impressions étant ressenties, le désordre aurait lieu quand bien même le cerveau recevrait moins de sang que dans l'état naturel.

Le cerveau reçoit de deux sources l'excitation et la vie, du sang et des nerfs. Mais l'influence exagérée des seconds agit plus fortement sur lui que celle du premier.

Pour faire cesser l'excitation qui, dans la maladie qui nous occupe, provient de la mutilation des parties nerveuses, qui sait jusqu'où devrait être portée l'effusion de sang ? Très-probablement, elle ne pourrait produire cet effet qu'en devenant elle-même funeste. On se trouve donc, par son moyen, dans la triste alternative ou de ne rien faire pour calmer le mal, ou de précipiter la terminaison qu'on veut éviter.

Ne sommes-nous pas autorisé, par ce que

nous venons de dire, à conclure que l'effusion de sang par l'ouverture des gros vaisseaux, ainsi qu'on l'a proposé, n'est point propre à calmer les accidens produits par une lésion des parties sensibles? Pour obtenir ce résultat, à quels moyens faut-il donc avoir recours? La connaissance du mal nous mène à les indiquer, en nous avertissant toutefois de ne pas porter trop loin nos prétentions; car le mal est terrible, et nos moyens de répression sont bornés.

Tout le désordre observé dans ce qu'on nomme *la rage* ne dépend réellement que d'une impression vive transmise de la partie offensée au cerveau par la voie des nerfs, et du cerveau aux nerfs des autres parties; d'où résulte le trouble général. Donc, pour faire cesser ce trouble, il est indispensable de détruire le point d'où cette impression prend naissance. Pour cela, ce n'est point assez d'ouvrir la cicatrice, il faut l'enlever, et laisser s'écouler à loisir le sang qui provient de la plaie : à moins que des vaisseaux importans ne soient intéressés; on en fait alors la ligature. On appose encore des sangsues aux environs de cette plaie, à une distance un peu éloignée cependant. On fait sur elle des aspersions avec un fluide émollient, que l'on continue sans relâche, parce que rien n'est plus propre à diminuer l'irritation, parce que ce moyen est certainement préférable à une application émolliente non renouvelée. On me dira que la surface de la plaie reste exposée au contact de l'air. Non, la continuation du moyen dont nous parlons l'en préserve.

Quoique l'écoulement du sang par l'ouverture des gros vaisseaux seul ne soit point avantageux, il est nécessaire cependant de l'unir à celui qui a lieu localement, lorsque la personne est jeune, forte, sanguine.

En se bornant à ces moyens, on n'aurait rien fait encore. Il faut, à l'exemple d'Ambroise Paré, activer les forces de la vie à la surface du corps, pour les affaiblir dans le système nerveux. Plus on réfléchit, plus on se persuade qu'il est impossible de faire mieux que de suivre la conduite de ce grand homme. Les frictions, les fumigations excitantes seront donc mises en usage. En laissant à découvert la tête et la partie où se trouve la plaie, on enveloppe les autres parties, et sous cette enveloppe se dégagent et pénètrent des vapeurs stimulantes, qui raniment l'action de la peau. Pendant ce temps, le sang continue à s'écouler modérément de la plaie, et les aspersions émollientes n'ont point cessé.

Il faut ici s'abstenir de toute application qui irrite, qui enflamme et détermine de la douleur, sous prétexte de produire une révulsion; car il s'agit surtout de ménager la sensibilité.

Au lieu donc d'exalter les propriétés vitales dans un point seulement, ce qu'on fait trop souvent, il faut les activer avec modération et d'une manière uniforme dans la plus grande étendue possible; c'est ce qu'on fait trop rarement.

Lorsque, par un effort salutaire, la nature détourne d'un organe important les forces vitales qui y sont en excès, c'est spécialement à la surface du corps qu'elle les répartit, mais dans toute l'étendue de cette surface plutôt qu'en les réunissant sur un seul point. Car, si ce dernier résultat avait lieu, et quelquefois on l'observe en effet, ce point jouirait d'un excès de vie, et par conséquent serait souffrant; il supporterait seul avec incommodité ce qui aurait été avec avantage partagé par plusieurs. Le mal n'aurait donc pas cessé, il aurait seulement changé de place. Il importe donc que les forces vitales soient le plus généralement diffuses, puisque alors elles ne sont en excès nulle part, et que la sensibilité n'éprouve aucune atteinte.

L'acte de la déglutition étant supposé possible dans l'affection qui nous occupe, il faut éviter de faire usage de ces excitans qu'on nomme *sudorifiques*, parce qu'en activant la circulation générale, ils tendent à exciter le cerveau et la plaie; ce qui s'oppose au résultat qu'on veut obtenir. On se propose d'activer les forces vitales à la surface du corps; c'est sur cette surface elle-même qu'il faut agir.

On stimulera aussi avec avantage la membrane muqueuse du gros intestin, et celle de l'estomac, si cela est possible, par l'administration de cette écorce si vantée, si décriée, et qui, malgré le mal qu'elle a pu faire, parce qu'on n'a pas su l'employer à propos, n'en est pas moins une des armes les plus puissantes que nous ayons à notre disposition : je veux parler du quinquina. L'effet qu'il produit est constant; et lorsqu'il nuit, cela tient à l'état particulier de l'organe qui le reçoit, état que le médecin doit reconnaître, parce qu'il le peut. Il sera même nécessaire d'employer des substances dont l'action soit plus prompte et plus énergique que celle du médicament dont nous venons de parler; mais alors on agira de préférence sur la fin du canal intestinal.

C'est par l'emploi bien dirigé des moyens divers dont il vient d'être fait mention, c'est par une activité soutenue, un zèle infatigable, c'est en veillant le jour, en veillant la nuit auprès du malheureux pour lequel sa présence même est un secours, que l'homme de l'art pourra obtenir du succès, ou du moins aura fait son devoir. Qu'il ne se lasse point; et s'il voit le mal s'affaiblir, c'est une raison pour qu'il persiste à le combattre. Dans le cas contraire, il doit, non se décourager, mais épuiser toutes les ressources de son esprit et de son cœur. Qu'il imite ce médecin célèbre dont nous parle l'historien d'Alexandre, qui, désirant sauver son roi d'une maladie qui menaçait d'être promptement funeste, fit tous ses efforts, mit tout en usage pour y parvenir, et y parvint. Aux yeux de l'ami de l'humanité la distinction des hommes s'évanouit; et lorsqu'il s'agit de soulager leurs maux, il met le même empressement, prodigue les mêmes soins que s'ils étaient Alexandre.

Un point essentiel pour réussir, c'est que les secours soient promptement administrés, et avec toute leur énergie, dès que le premier signal du désordre est donné. Il n'est plus temps lorsque le mal a acquis tout son développement. Son intensité est telle, sa marche si rapide, il sape avec tant de violence les fondemens de l'édifice de la vie, que nous voyons constamment alors échouer contre lui nos efforts impuissans; bien plus, les moyens dont on se sert pour l'affaiblir ne font souvent que l'exaspérer davantage. Tirons de là une conséquence; c'est que nous devons mettre tous nos soins à le prévenir, ou tout faire pour l'arrêter au moment qu'il se déclare.

Ai-je besoin de faire voir combien est opposé à l'humanité le procédé suivi jusqu'ici envers le maheureux en proie aux accidens d'une plaie par morsure? On ne le tue pas, il est vrai; mais on le laisse mourir, mais on l'abandonne, mais on le fuit, mais il devient un objet d'horreur, même pour ceux auxquels il est le plus cher. Sans doute on voudrait le secourir; mais on n'ose l'aborder; on se persuade qu'il est à craindre, et il n'est en effet que malheureux. Qu'on se figure, s'il est possible, une situation plus affreuse que celle d'un infortuné qui, souvent, au milieu des tourmens dont il est victime, jouissant d'une énergie de conception extraordinaire, se voit en même temps au fond d'un affreux séjour, chargé de liens; et pour quels motifs! Privé de toute humaine assistance, n'ayant ainsi que lui pour témoin de ses maux, ne meurt-il pas autant d'indignation et de désespoir que de la violence du mal qui l'afflige? Pour achever l'outrage que reste-t-il, sinon à l'enfermer dans une cage de fer comme une bête féroce qu'on ne peut contenir? Je ne dis pas que, lorsque sa raison égarée le porte à des actes qui peuvent devenir nuisibles aux autres comme à lui-même, on ne doive réprimer ses mouvemens; mais je dis qu'il faut se défaire à son égard des préjugés ridicules et des vaines craintes; je dis qu'on doit tout faire pour adoucir ses maux, si on ne peut parvenir à le sauver.

Je borne là mes réflexions au sujet d'une maladie qu'il importait de connaître. C'est maintenant aux esprits judicieux et à l'expérience à décider si j'ai réussi. Au reste, c'est le désir de trouver la vérité qui m'anime; et je consens à sacrifier toutes mes idées, si l'on parvient à démontrer qu'elles sont fausses.

FIN.

www.ingramcontent.com/pod-product-compliance
Ingram Content Group UK Ltd.
Pitfield, Milton Keynes, MK11 3LW, UK
UKHW021151220726
13924UKWH00003B/1107